LA THÉORIE DES MOUSTIQUES

PEUT-ELLE ÊTRE ADMISE COMME BASE UNIQUE DE L'ÉTIOLOGIE ET DE LA PROPHYLAXIE

DU PALUDISME ET DE LA FIÈVRE JAUNE?

PAR

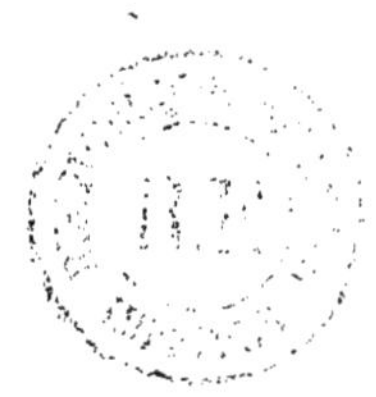

Le docteur L. CHEINISSE

ANCIEN INTERNE DES HÔPITAUX DE MONTPELLIER

Extrait de la *Semaine Médicale* du 8 juin 1904.

PARIS

IMPRIMERIE DE LA *SEMAINE MÉDICALE*

31, rue Croix-des-Petits-Champs, 31

1904

LA THÉORIE DES MOUSTIQUES

PEUT-ELLE ÊTRE ADMISE COMME BASE UNIQUE DE L'ÉTIOLOGIE
ET DE LA PROPHYLAXIE

DU PALUDISME ET DE LA FIÈVRE JAUNE

I

Quelque téméraire que puisse paraître une telle question, qui met en doute l'exactitude d'une opinion revêtue, pour ainsi dire, de l'estampille officielle, nous n'hésitons cependant pas à la poser, nous souvenant de la sage maxime de Montaigne : « Quand il se présente à nous quelque doctrine nouvelle, nous avons grande occasion de nous en deffier. »

Et comment pourrait-on ne pas se défier, en effet, lorsqu'on voit l'engouement exagéré pour une théorie nouvelle ériger celle-ci en dogme absolu et d'une portée générale ! Quand, il y a plus de cinquante ans, J. C. Nott émit vaguement l'hypothèse de la propagation de la fièvre jaune par les moustiques, il était probablement loin de se douter que cette hypothèse deviendrait, un jour, le *credo* de l'épidémiologie non seulement à l'égard du typhus amaril, mais encore pour d'autres maladies infectieuses (1). *Habent sua fata...* Entrevue par

---

(1) « Il est démontré que le *paludisme* est dû au développement des hématozoaires de Laveran (1880), et que le moustique en est l'agent propagateur. Il est encore démontré depuis Patrick Manson, en 1884, que la *filariose* est également transmise par le moustique. Mais chaque jour on apprend de nouveaux méfaits de

Nott et soutenue, plus tard, par M. Finlay,
la théorie de la transmission de la fièvre
jaune par les moustiques ne trouva d'abord
point d'écho ; elle était tombée dans l'oubli
lorsque les travaux récents des auteurs anglais
et italiens sur le rôle joué par les moustiques
dans la propagation de la malaria rappelèrent
l'attention sur le transport possible du contage
amaril par l'intermédiaire de ces mêmes diptères. « Les moustiques, écrivait récemment
M. Bard (1), dont le rôle a commencé avec la
filaire, ne se sont pas contentés longtemps de
ce maigre domaine ; actuellement la fièvre
jaune est en partie leur fait, et l'impaludisme
est leur œuvre de prédilection ; ils sont bien
près d'en posséder le monopole... » Et encore
n'est-ce pas trop peu, que de dire que la fièvre
jaune est *en partie* leur fait? En réalité, le
rôle attribué à ces insectes dans la propagation du typhus amaril est essentiel à tel point
qu'il devient impossible de concevoir le carac-
tère contagieux de cette maladie autrement
qu'en connexité avec l'existence du *Stegomyia
fasciata !* C'est ainsi que, à en juger d'après le
rapport officiel de la mission française (2), non
seulement « *l'introduction des marchandises
ne présente à aucun moment nul danger* »,
mais encore l'homme malade lui-même ne saurait constituer une source d'infection, s'il ar-
rive dans une région dépourvue de moustiques

---

ce diptère, au nombre desquels le docteur R. Blan-
chard comprend la *lèpre*, l'*éléphantiasis* et toutes
sortes de maladies filariennes. » (A. Poëy. *Comptes
rendus de l'Acad. des sciences*, 21 juillet 1902, p. 195.)

(1) L. BARD. Du rôle des animaux dans la propagation de la tuberculose et des autres maladies trans-
missibles. (*Semaine Médicale*, 1904, p. 57.)

(2) MARCHOUX, SALIMBENI et SIMOND. La fièvre jaune;
rapport de la mission française. (*Ann. de l'Inst. Pasteur*, nov. 1903, et *Semaine Médicale*, 1903, p. 421.)

de cette espèce : « *il est tout à fait inutile de lui infliger une quarantaine si le Stegomyia n'existe pas à ce moment dans le pays, puisque la transmission ne peut avoir lieu que par cet intermédiaire.* » (1).

Les membres de la « Commission américaine de Cuba » (2) ne s'expriment pas moins catégoriquement : « La fièvre jaune ne se transmet pas par des effets, et partant la désinfection des vêtements, des objets de literie ou des marchandises que l'on suppose contaminées par contact avec des sujets atteints de cette maladie est inutile. » (3).

Ainsi donc, les partisans de la théorie des moustiques n'hésitent pas à faire table rase de toutes les observations du passé et à réduire toute la prophylaxie de la fièvre jaune à cette formule simpliste : *Vitandi culices, delendi culices.*

A l'appui de leur manière de voir, ils invoquent surtout les expériences des médecins américains sur l'inoculation de la fièvre jaune par les moustiques. Or, sans compter que ces expériences prêtent le flanc à la critique, il importe de faire remarquer qu'elles laissent planer la

---

(1) Les deux passages cités sont *en italiques* dans le texte original.

(2) Il s'agit de la Commission de médecins militaires de l'armée d'occupation des Etats-Unis, instituée sur l'initiative de M. Sternberg en vue d'étudier la fièvre jaune, et composée de MM. Reed, Carroll, Agramonte et Lazear. Il convient de ne pas la confondre avec la Commission officielle du service des hôpitaux de la marine, nommée en 1898 par le président McKinley, et dont le rapport (*Report of commission of medical officers detailed to investigate the cause of yellow fever*), publié à Washington, confirmait les conclusions de M. Sanarelli, relatives au rôle pathogène du bacille ictéroïde.

(3) W. REED, J. CARROLL et A. AGRAMONTE. The etiology of yellow fever; an additional note. (*Journ. of the Amer. Med. Assoc.*, 16 fév. 1901, p. 439.)

plus grande incertitude sur la nature de l'agent causal du typhus amaril : d'après les recherches ultérieures de MM. Marchoux, Salimbeni et Simond, le *Stegomyia fasciata* serait, il est vrai, fréquemment « parasité » par des champignons, par des levures et par des sporozoaires, mais aucun de ces organismes n'aurait de rapport avec la fièvre jaune.

La similitude étiologique entre la fièvre jaune et le paludisme — que l'on invoque si souvent en faveur de la nouvelle théorie pathogénique — se trouve ainsi en défaut. Pour que l'analogie fût complète, il faudrait admettre, à l'égard de la fièvre jaune, l'existence d'un hématozoaire particulier qui, tout comme celui du paludisme, accomplirait son évolution chez deux hôtes distincts, l'homme et le moustique. Mais, ainsi que le fait judicieusement remarquer M. Bandi (1), il serait étrange que ce problématique hématozoaire pût traverser une des phases de son évolution dans l'organisme d'un insecte, sans que cet organisme portât la moindre trace de ce parasitisme cellulaire.

A ce point de vue, l'application de la théorie des moustiques au paludisme satisfait beaucoup mieux l'esprit. Suivant l'expression de M. Guiart (2), « on taxera peut-être de roman l'histoire de l'hématozoaire », mais c'est du moins un « roman qui traite de faits réels, faciles à vérifier ». Par contre, l'histoire du germe *invisible* de la fièvre jaune, absorbé avec le sang virulent et qui subit ensuite pendant douze jours, au sein de l'organisme du *Stegomyia*, on ne sait quelle mystérieuse évo-

---

(1) I. BANDI. La fièvre jaune [Annotation d'un extrait du livre de Sir PATRICK MANSON : « Tropical diseases »]. (*Rev. med. de S. Paulo*, 15 juin 1903, p. 241.)

(2) GUIART. Evolution du paludisme. (*Arch. de méd. navale*, avril 1900.)

lution, ne saurait évidemment prétendre au titre de « roman vécu ».

Et puisque c'est surtout *par analogie* que l'on a cru pouvoir étendre la théorie du transport du contage par les moustiques à la propagation de la fièvre jaune, il convient de se demander d'abord jusqu'à quel point cette théorie répond à la réalité des faits, même en ce qui concerne le paludisme, infiniment mieux étudié à cet égard que le typhus amaril.

II

Loin d'être une simple vue de l'esprit, la notion de l'inoculation du paludisme à l'homme par l'*Anopheles* est basée, comme on le sait, sur un ensemble de faits dûment constatés. Le rôle infestateur du diptère en question a pu être établi expérimentalement, et l'on connaît fort bien l'évolution de l'hématozoaire de Laveran avec ses deux phases, de génération asexuée dans le sang humain et de génération sexuée dans le corps du moustique. Est-ce à dire que l'on soit autorisé à en conclure que l'infestation de l'homme par l'insecte et de celui-ci par l'homme malade constitue une sorte de cycle ininterrompu? En d'autres termes, la piqûre produite par le moustique serait-elle absolument indispensable pour assurer à l'hématozoaire une porte d'entrée dans l'organisme humain, et le programme de la lutte contre la malaria pourrait-il réellement être réduit à cet aphorisme : « Protégez-vous contre l'anophèle, et vous pourrez vivre en plein paludisme sans aucune crainte de contracter les fièvres? »

Il n'entre pas dans nos intentions d'examiner ici, d'une façon systématique, tous les arguments invoqués en faveur de la théorie des

moustiques, besogne qui serait d'autant plus
fastidieuse que nombre de ces arguments ont
déjà été refutés (1). Au surplus, leur valeur est
très inégale et certains d'entre eux, imaginés
pour les besoins de la cause, ne méritent guère
d'être pris en considération. On reconnaîtra
avec nous, par exemple, que l'on ne saurait
prétendre sérieusement à expliquer l'immunité
relative des races autochtones des pays chauds
à l'égard du paludisme par l'épaisseur de la peau
et l'odeur des sécrétions des glandes sudori-
pares, *qui repousseraient les moustiques*, alors
que l'on voit la filariose — transmise, elle aussi,
par la piqûre des culicidés — être beaucoup
plus fréquente chez les noirs que chez les blancs!

Au lieu de nous arrêter à discuter longue-
ment des arguments de ce genre, nous nous
proposons tout simplement de grouper un certain nombre de faits qui, loin de confirmer le
rôle de l'*Anopheles* en tant qu'unique agent de
transmission du paludisme, sont au contraire
de nature à faire mettre en doute l'existence
même d'une relation constante entre la présence
de ce diptère ou de tout autre moustique et l'infection malarienne.

Rappelons d'abord que la distribution géogra-
phique des anophèles ne correspond pas toujours
à la distribution du paludisme. C'est ainsi que
MM. Nuttall, Cobbett et Strangeways-Pigg (2)
ont trouvé de nombreux anophèles dans des
localités d'où le paludisme a totalement disparu, voire même où il n'a jamais existé. D'autre

---

(1) Voir notamment le travail de M. Navarre : La
théorie des moustiques est-elle univoque? (*Lyon méd.*,
18 et 25 nov. 1900.)

(2) G. Nuttall, L. Cobbett et T. Strangeways-Pigg.
The geographical distribution of Anopheles in relation
to the former distribution of ague in England. (*Journ.
of Hygiene*, 1901, I, 1.)

part, il résulte des recherches de M. Sergent (1) que sur les bords de l'Essonne, affluent de la Seine, on trouve des anophèles en grand nombre, bien que le paludisme, jadis endémique dans le pays arrosé par cette petite rivière, y soit aujourd'hui à peu près inconnu. Une constatation analogue a été faite par M. Cardamatis à Kolokitheu, sur les bords du Kiphissos (2).

On pourrait, il est vrai, objecter que ce qu'il importe surtout de prendre en considération, c'est la distribution *numérique* des diptères en question. Mais, là encore, la théorie se trouve en défaut, car, d'après les recherches de M. Sergent, ces insectes seraient beaucoup plus nombreux sur les bords de l'Essonne que dans des foyers avérés de paludisme, situés aux environs d'Alger. Aussi l'auteur que nous venons de citer se voit-il obligé de conclure que la disparition du paludisme dans la région arrosée par cette rivière n'a pas coïncidé avec celle des *Anopheles* et que l'extinction de l'endémie palustre doit être attribuée à diverses causes, telles qu'endiguement des cours d'eau, boisement, amélioration générale de l'hygiène, etc., etc.

Ainsi donc, il n'y a aucun parallélisme entre la présence et le nombre des anophèles, d'une part, et l'existence du paludisme, d'autre part. Sans doute, les partisans de la théorie des moustiques peuvent répondre que les anophèles

---

(1) Et. SERGENT. Existence des anophèles en grand nombre dans une région d'où le paludisme a disparu. (*Ann. de l'Inst. Pasteur*, oct. 1901, et *Semaine Médicale*, 1901, p. 409.)

(2) J.-P. CARDAMATIS. Les épidémies de fièvres palustres à Athènes; leurs causes et les théories d'Hippocrate. Le moustique est-il le seul facteur du paludisme ? La source principale du miasme est-elle connue ou non ? (*Progrès méd.*, 17 oct. 1903.)

ne sont dangereux qu'en tant qu'*agents de transmission* de l'infection paludéenne : en l'absence d'individus atteints de malaria, ils deviennent forcément inoffensifs. Mais, outre que cet argument n'explique point comment le paludisme a pu disparaître d'une région où les anophèles sont pourtant très nombreux, il convient de faire remarquer que, de l'aveu même de M. Celli (1), la théorie dont il s'agit n'est pas sans souffrir d'exceptions, puisque « il y a des localités palustres sans propagation de malaria, malgré la présence des anophèles et d'individus malariques venus du dehors, et malgré la constatation de cas sporadiques de malaria ». M. Montoro de Francesco (2) a relaté toute une série de faits de ce genre, et M. Cardamatis (3) a également noté que l'infection paludéenne peut ne manifester aucune tendance à revêtir l'allure épidémique, malgré la présence d'innombrables essaims d'anophèles.

D'autre part, M. Montoro de Francesco a montré qu'il existe des localités profondément infectées de paludisme et où il est impossible de découvrir le moindre *Anopheles*. Aussi proteste-t-il énergiquement contre « l'exclusivisme qui tend à considérer ce diptère comme le seul agent de propagation de la malaria. Ce que peut faire l'anophèle, pourquoi le *Culex pipiens*, par exemple, serait-il incapable de le réaliser ? Il est vrai qu'on n'a pu retrouver dans l'intestin ni les glandes salivaires de ce dernier l'ovoïde et le spermoïde de l'hématozoaire, non plus que

---

(1) A. CELLI et G. GASPERINI. Paludismo senza malaria. (*Policlinico,* 17 août 1901.)

(2) G. MONTORO DE FRANCESCO. Les anophèles sont-ils les agents uniques et indispensables de la transmission du paludisme ? (*Semaine Médicale*, 1902, p. 161-164.)

(3) CARDAMATIS. (*Loc. cit.*)

les zygotes, produits de leur accouplement. Mais ne savons-nous pas qu'il n'est pas nécessaire que l'hématozoaire — différant en cela du cysticerque du tænia — passe à travers le corps d'un autre être pour se développer, se reproduire et donner la malaria » ?

Du reste, il ne suffit pas de dire que l'*Anopheles* est loin de posséder le monopole que tend à lui attribuer la nouvelle théorie pathogénique du paludisme. La vérité est que l'infection malarienne peut se propager en dehors de toute intervention des moustiques, quels qu'ils soient. On a, en effet, décrit des épidémies de malaria *sans moustiques*, et à propos d'une épidémie de ce genre, survenue, sous l'influence de pluies tardives et abondantes, dans le canton de Lourmel (Algérie), où « l'apparition de la fièvre a causé une grande surprise dans les populations européenne et indigène, qui ne comptaient plus avec cette ennemie », M. Gros s'exprimait ainsi : « Pour montrer combien ces insectes sont rares, je dirai qu'ayant cherché à m'en procurer depuis le début de l'épidémie, je n'ai pu en prendre qu'un seul. J'ai pourtant un jardin avec deux réservoirs d'une superficie de 1 mètre carré environ chacun et un canal d'irrigation à ciel ouvert, où l'eau pendant l'été est peu renouvelée... Les plaies produites par les moustiques peuvent servir de porte d'entrée à l'hématozoaire. Mais il a certainement bien d'autres voies de pénétration. D'autres insectes pourraient peut-être aussi jouer ce même rôle, si tant est qu'il doive être incontestablement reconnu aux moustiques. » (1).

Mais voici des faits épidémiologiques encore plus démonstratifs.

En se basant sur la statistique sanitaire de

---

(1) H. Gros. Notes sur le paludisme. (*Arch. de méd. navale,* mars 1900, p. 167.)

l'armée prussienne, M. Grawitz (1) a dressé la
courbe de l'évolution de la malaria pour le Ier
et le Ve corps, les plus éprouvés par le paludisme : l'infection malarienne y est très ré-
pandue dès le commencement du printemps,
c'est-à-dire à une époque de l'année où, étant
données les conditions climatériques des pro-
vinces occupées par les deux corps d'armée en
question (Prusse orientale et Posen), les piqûres des moustiques ne peuvent être que tout
à fait exceptionnelles. Par contre, pendant les
mois les plus chauds (juillet et août), la courbe
de la morbidité par malaria descend brusque-
ment, bien que les soldats, appelés alors aux
manœuvres, soient le plus exposés aux atteintes
de ces insectes.

D'autre part, un médecin militaire russe,
M. Müller (2), s'est livré, pendant trois années
consécutives, à l'étude de la corrélation pouvant
exister entre la présence des moustiques et la
malaria, dans une région profondément infectée
de paludisme, la Bessarabie. Ces études ont
porté sur les soldats de la quatorzième division
d'infanterie, qui, à partir de la fin du mois
d'avril et jusqu'à la fin d'août, campent dans les
environs de la ville de Bender, sur la rive
droite et à 600 mètres du Dniester. Pendant ces
trois années, la proportion des sujets atteints
de fièvres paludéennes pour 1,000 hommes d'ef-
fectif a varié comme il suit :

	1899	1900	1901
Mai................	3.78	4.45	3.93
Juin	5.90	2.91	5.81
Juillet	3.24	4.81	9.80
Août...............	3.44	7.56	11.22

(1) E. GRAWITZ. Epidemiologischer Beitrag zur Frage
der Malaria-Infection. (*Berlin. hlin. Wochensch.*,
11 juin 1900.)

(2) E. MÜLLER. Sur la propagation des fièvres paludéennes par les moustiques (en russe). (*Praht. Vratch*,
15 fév. 1903.)

En ce qui concerne les moustiques, la situation se présenta ainsi : en 1899, ils firent complètement défaut; en 1900, ils foisonnèrent dans le pays durant les quatre mois en question; en 1901, enfin, ils étaient fort peu nombreux et disparurent à peu près complètement au mois d'août, qui fut très froid.

Or, si l'on met ces données en regard avec les chiffres relatifs à la morbidité malarienne, on voit que, pendant le mois de mai 1900, alors que les moustiques abondaient, cette morbidité fut à peine plus élevée que pour le mois correspondant de l'année précédente, année sans moustiques. Il y a mieux : au mois de juin 1900, la proportion des paludéens est deux fois moindre qu'en 1899. Enfin, pour la troisième année, très pauvre en moustiques, la morbidité reste pendant les deux premiers mois à peu près égale à ce qu'elle avait été en 1899; puis, au mois de juillet et sans que le nombre des moustiques ait subi la moindre augmentation, elle s'accroît considérablement pour atteindre, le mois suivant, *alors que les moustiques ont complètement disparu*, le chiffre le plus élevé qui ait jamais été observé au cours de ces trois années ! Fait curieux, le mois de mai mis à part, la morbidité par malaria a toujours été près de deux fois plus grande en 1901 que pour les mois correspondants de l'année précédente, particulièrement riche en moustiques.

Il serait difficile d'imaginer un défaut de corrélation plus flagrant entre la morbidité paludéenne et la présence des moustiques. Par contre, si l'on tient compte d'autres facteurs, tels que la température et l'état hygrométrique de l'air, la quantité de pluie tombée, etc., on voit que les oscillations enregistrées par l'auteur russe dans la proportion des malariques peuvent facilement être expliquées par des influences météorologiques ou telluriques.

Les observations recueillies à Tomsk, en Sibérie, par M. le professeur Kourlov (1) ne sont pas moins concluantes. Dans cette ville, l'infection paludéenne commence habituellement à se manifester au mois de mars, alors que le sol est encore tout couvert de neige et que le thermomètre marque, en moyenne, — 10° (*au-dessous de zéro*), conditions que personne assurément n'osera considérer comme favorables au développement des moustiques. Au mois d'avril, la morbidité paludéenne atteint, à Tomsk, son maximum; or, on compte encore, pendant ce mois, vingt-sept jours de gelée, et la température moyenne ne dépasse guère 1°2 au-dessus de zéro. Ajoutons que, d'après la statistique recueillie par M. Vender dans une autre ville de Sibérie, Kolyvan, et qu'il a communiquée à M. Kourlov, le paludisme commence à se manifester, sous forme d'épidémie, tout comme à Tomsk, dès le mois de mars, c'est-à-dire à une époque de l'année où il serait difficile, en raison de la rigueur du climat de la Sibérie, d'attribuer l'apparition de l'infection aux moustiques. Or, du moment que pendant les mois de mars ou d'avril la malaria se propage sans l'intermédiaire de ces insectes, on peut se demander si ceux-ci jouent un rôle réellement actif dans les épidémies paludéennes qui surviennent au cours de la saison chaude.

Quoi qu'il en soit, les faits que nous venons de passer en revue montrent bien que les moustiques ne sauraient en aucune façon être considérés comme les seuls agents de propagation de la malaria. Cela étant, il convient de n'accepter qu'avec une sage réserve les triomphes des moustiquaires et des grillages : encore que

---

(1) M. Kourlov. Contribution à l'étude de l'influence des moustiques sur la fièvre paludéenne (en russe). (*Sibirsk. vratchcb. viédomosti*, 1er déc. 1902.)

la théorie tellurique soit devenue quelque peu
compromettante de par son ancienneté même,
on ne doit pas craindre d'attribuer, comme le
fait M. Bard, « à l'assainissement du sol plus de
puissance qu'à la destruction des larves de
moustiques » (1).

III

S'il en est ainsi pour le paludisme, à plus
forte raison faut-il se montrer réservé à l'égard
du rôle exclusif que l'on tend à attribuer aux
moustiques dans la propagation de la fièvre
jaune.

La nouvelle théorie pathogénique du typhus
amaril semble, en effet, calquée sur celle du
paludisme, sans qu'il y ait là autre chose qu'un
simple raisonnement *par analogie :* c'est ainsi
que l'on admet « la présence d'hématozoaires,
comme dans le paludisme, qui, du reste, offre les
plus grands rapports avec la fièvre jaune » (2).
Ces hypothétiques « hématozoaires » de la
fièvre jaune ne peuvent guère, pour le moment,
être caractérisés autrement que par un certain

---

(1) Pour juger de l'ascendant exercé sur les esprits
par les nouvelles théories pathogéniques, il n'est pas
sans intérêt de citer le passage suivant d'un travail de
M. Salanoue-Ipin (*Arch. de méd. navale*, juillet 1900,
p. 24) : « La science n'a certes pas dit son dernier mot
dans une question aussi complexe : on ne s'explique
pas encore, par exemple, comment les travaux de dé-
frichement, de terrassement peuvent exercer sur le
développement de l'infection palustre l'influence né-
faste que l'on sait... Si l'on parvient à prouver que le
paludisme peut se développer sous la seule influence
de ces travaux, même pendant les saisons sèches, il
restera à trouver la forme de résistance du parasite
dans la terre. Peut-être alors pourrait-on supposer
a priori que les culicidés ont encore ici quelque action,
si l'on songe que beaucoup de ces insectes meurent
sur le sol et peuvent ainsi l'infecter lorsqu'ils sont eux-
mêmes contaminés. »

(2) A. Poëy. Les moustiques et la fièvre jaune à la
Havane. (*Comptes rendus de l'Acad. des sciences*,
21 juillet 1902, et *Semaine Médicale*, 1902, p. 252.)

degré de ressemblance avec les « animalcules » que les contemporains d'Athanasius Kircher et de Van Leeuwenhoek croyaient voir à l'origine de toutes les maladies épidémiques. Tellement il est vrai que, suivant la parole d'un savant anglais, « le règne des bactéries a atteint son apogée, et c'est celui des protozoaires qui commence ».

Sans doute, les faits d'inoculation expérimentale de la fièvre jaune par l'intermédiaire de moustiques paraissent très suggestifs. Mais on ne saurait trop méditer les objections que formulait Bérenger-Féraud, à propos des expériences de M. Finlay : « Que le moustique puisse, disait-il, dans les pays où il y a des cas de fièvre jaune, transmettre cette fièvre par le mécanisme indiqué par le docteur Finlay, je le crois volontiers... Mais j'ajoute aussitôt que, ce fait étant établi, il y a encore extrêmement loin de là, à admettre que cette transmission soit la chose ordinaire, et même, que cette transmission soit réelle; en d'autres termes : que, dans ce cas, le sujet inoculé présente tout à fait et réellement la fièvre jaune... Peut-être que le sujet inoculé ainsi ne présente que ce que l'on a appelé *la fièvre bilieuse inflammatoire*, c'est-à-dire une fièvre jaune incomplète et relativement bénigne. » (1).

La piqûre du moustique, demandait Bérenger-Féraud, engendre-t-elle, chez les individus en réceptivité, la vraie maladie tout entière? Or, la même question se pose pour les expériences plus récentes, et nombre de médecins compétents en la matière y répondent par la négative. C'est ainsi que M. Mendonça déclare : « L'étude soigneuse des observations de Finlay, des médecins américains à Cuba et de la Com-

---

(1) L.-J.-B. Bérenger-Féraud. Traité théorique et clinique de la fièvre jaune, p. 591. Paris, 1890.

mission médicale de São Paulo montre d'une manière évidente que l'état morbide déterminé par les piqûres des moustiques alimentés avec du sang de malades atteints de fièvre jaune n'est autre chose que la *fièvre inflammatoire des Antilles.* » (1).

Seules, les expériences faites par M. Guiteras, à l'hôpital Las Animas, à la Havane, ont réussi à déterminer des cas vraiment typiques de fièvre jaune, où les symptômes pathognomoniques ne firent point défaut et où le diagnostic fut vérifié à l'autopsie. Mais, par une coïncidence fâcheuse pour la netteté de la démonstration, ce sont justement des expériences pratiquées à la Havane, c'est-à-dire dans un foyer avéré de fièvre jaune, qui ont donné des résultats positifs, « tandis que les expériences de Reed, Carroll et Agramonte, et moins encore celles exécutées à São Paulo, n'ont pas réussi à nous démontrer évidemment la véracité de la nouvelle hypothèse » (2).

Sans nous attarder à la critique détaillée des recherches expérimentales de la Commission américaine de Cuba, pour laquelle nous renvoyons le lecteur aux travaux de MM. Sanarelli (3) et Bandi (4), nous ferons seulement

(1) A. MENDONÇA. Qual a natureza da molestia produzida pela picada do mosquito alimentado com o sangue de doente de febre amarella? (*Rev. med. de S. Paulo,* 31 mai 1903.)

Voir également : N. P. DE C. VERGUEIRO. A febre amarella e sua supposta transmissao pelo « Stegomyia fasciata ». (*Rev. med. de S. Paulo,* 31 mars 1903.)

(2) I. BANDI. (*Loc. cit.,* p. 242.)

(3) G. SANARELLI. La teoria delle zanzare e gli ultimi studi sulla eziologia della febbre gialla. (*Gazz. degli Osped.,* 25 août 1901.)

(4) I. BANDI. Estudo critico experimental sobre a etiologia e pathogenia da febre amarella. (*Rev. med. de S. Paulo,* 15 août, 15 et 31 oct. 1903.) — Klinisch-experimentelle Studien über die Aetiologie und Pathogenesis des gelben Fiebers. (*Zeitsch. f. Hyg. u. Infectionskr.,* 1904, XLVI, 1.)

remarquer que l'on ne saurait en aucune façon attribuer la disparition de la fièvre jaune, à la Havane, à la *guerre contre les moustiques*. M. Souchon (1) a montré, en se basant sur l'étude épidémiologique de la fièvre jaune à la Nouvelle-Orléans depuis 1817, que la maladie s'éteint spontanément dans l'espace de deux à quatre ans, à moins d'être ravivée par des cas nouvellement venus du dehors. C'est assez dire que, contrairement à la nouvelle théorie, les mesures de quarantaine et de désinfection des marchandises sont absolument nécessaires, et M. Souchon serait précisément porté à attribuer la disparition de la fièvre jaune, à la Havane, moins à la destruction des moustiques qu'à la prophylaxie « vieux jeu », que l'on avait instituée à l'île de Cuba dès le début de l'occupation. Il convient également de tenir compte, comme le fait M. Tombleson (2), de l'assainissement du sol. Au surplus, d'après les observations personnelles de cet auteur, ainsi que d'après les renseignements recueillis par M. Souchon, le nombre des moustiques ne paraît pas avoir sensiblement diminué à la Havane. Les observations de M. de Andrade (3), relatives à plusieurs villes du Brésil, où l'on a réussi à se débarrasser de la fièvre jaune longtemps avant que la théorie des moustiques eût vu le jour, plaident également en faveur de la thèse soutenue par MM. Souchon et Tombleson. A cet égard, l'exemple des villes de Santos et de Campinas (dans l'Etat de São Paulo), où

---

(1) E. Souchon. On the eradication of yellow fever in Havana. (*Med. Record*, 25 oct. 1902.)

(2) J. B. Tombleson. A note on the etiology of yellow fever. (*Lancet*, 29 août 1903.)

(3) Cité par H. S. Allyn : The mosquito theory of yellow fever infection in Brazil. (*Med. Record*, 11 oct. 1902, p. 585.)

l'extinction des épidémies de fièvre jaune a coïncidé avec l'assainissement du sol, est particulièrement instructif, et cela d'autant plus que, contrairement à l'assertion de M. de Gouvêa (1), ces travaux d'assainissement n'ont point amené la disparition du *Stegomyia* (2).

D'autre part, il n'est pas sans intérêt de constater que la guerre aux moustiques, faite dans les localités de l'Etat de São Paulo où sévit maintenant la fièvre jaune (São Simão, São José do Rio Pardo, Ribeirão Preto, etc.), n'a jusqu'à présent paru exercer aucune influence sur l'allure des épidémies (3).

Dans un mémoire publié en 1901, M. Purnell (4) a relaté toute une série d'observations, personnelles ou empruntées à la littérature médicale, ayant trait à des cas de transmission de la fièvre jaune par des effets contaminés; il insistait particulièrement sur les faits où le laps de temps écoulé entre les deux infections successives était beaucoup trop long pour que l'on pût incriminer les moustiques. Fort de sa propre expérience, cet auteur se voyait obligé de ne reconnaître à ces insectes qu'un rôle insignifiant dans la propagation de la fièvre jaune, et il n'hésitait pas à prédire que des observations ultérieures finiront par convaincre le monde médical que les effets contaminés ne sauraient être négligés. Il nous semble que l'histoire de l'épidémie survenue à Grand-Bassam, en

---

(1) H. DE GOUVÊA. Les moustiques et la fièvre jaune. (*Bull. méd.*, 12 oct. 1901.)

(2) I. BANDI. Klinisch-experimentelle Studien über die Aetiologie und Pathogenesis des gelben Fiebers. (*Zeitsch. f. Hyg. u. Infectionskr.*, 1904, XLVI, 1, p. 121.)

(3) I. BANDI. La fièvre jaune. (*Rev. med. de S. Paulo*, 15 juin 1903, p. 241.)

(4) J. H. PURNELL. The mosquito an insignificant factor in the propagation of yellow fever. (*Philadelphia Med. Journ.*, 3 août 1901.)

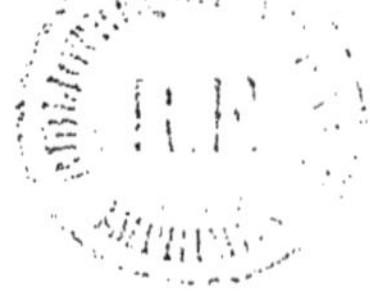

1902 (1), est à cet égard particulièrement probante. Cette localité a été visitée à différentes reprises par la fièvre jaune; la dernière épidémie remonte à 1899, et, depuis cette époque, il ne s'était rien produit, lorsque, les 19 et 20 juillet 1902, on observa des cas non douteux de typhus amaril. Lors de l'épidémie de 1899, des cas de fièvre jaune ont été traités dans presque tous les immeubles de Bassam; dans certains d'entre eux il s'est produit des décès, entre autres dans une maison où, sur 6 individus atteints, 5 succombèrent. A côté de cet immeuble se trouvait un marigot d'eau saumâtre. Il est bien établi que, pendant la maladie des six personnes frappées par l'épidémie, on jetait dans ce marigot toutes les déjections, ainsi que *les linges et les objets divers souillés par ces malades.* Depuis longtemps, mais surtout depuis la dernière épidémie de 1899, les autorités médicales avaient demandé le comblement de ce marigot, qui paraissait dangereux pour la santé publique. En juillet 1902, on se décida à exécuter les travaux nécessaires. Or, de l'enquête à laquelle on s'est livré et des renseignement fournis par les autorités locales, il ressort que toutes les personnes atteintes par la fièvre jaune, lors de l'épidémie de 1902, habitaient dans le voisinage de ce marigot ou avaient des relations fréquentes avec les personnes domiciliées dans cette partie de la ville.

Ainsi donc, il résulte bien nettement de ces faits que les objets souillés par des sujets atteints de fièvre jaune sont susceptibles de transmettre la maladie *au bout de trois ans,* c'est-à-dire longtemps après que les moustiques infectés ont tous péri, alors même qu'on les sup-

---

(1) Rousselot-Bénaud. La fièvre jaune à Grand-Bassam, en 1902. (*Ann. d'hyg. et de méd. colon.*, avril-mai-juin 1903.)

poserait doués d'une longévité extraordinaire.

Il faudrait, par conséquent, réfléchir à deux fois avant de proclamer l'inanité des mesures prophylactiques qui ont jusqu'à présent été en usage, et il paraît bien imprudent de déclarer, comme on l'a fait récemment, que toute la prophylaxie de la fièvre jaune doit consister à « empêcher le *Stegomyia fasciata* de piquer l'homme malade et l'homme sain »

117